# ESSAI EXPÉRIMENTAL ET CLINIQUE

SUR LES

## COMPLICATIONS INFECTIEUSES

DES

# FIBROMYOMES UTÉRINS

PAR

LE D<sup>R</sup> E. DAMAS

Lauréat de la Faculté de Médecine en 1892,

Médecin stagiaire au Val-de-Grâce.

LYON

A. REY, IMPRIMEUR DE LA FACULTÉ DE MÉDECINE

4, RUE GENTIL, 4

—

1895

# ESSAI EXPÉRIMENTAL ET CLINIQUE

SUR LES

## COMPLICATIONS INFECTIEUSES

DES

# FIBROMYOMES UTÉRINS

# ESSAI EXPÉRIMENTAL ET CLINIQUE

SUR LES

## COMPLICATIONS INFECTIEUSES

DES

# FIBROMYOMES UTÉRINS

PAR

## LE D<sup>R</sup> E. DAMAS

Lauréat de la Faculté de Médecine en 1892,
Médecin stagiaire au Val-de-Grâce.

## LYON

**A. REY**, IMPRIMEUR DE LA FACULTÉ DE MÉDECINE

4, RUE GENTIL, 4

—

1895

M. le professeur Maurice Pollosson, chirurgien major de l'Hôtel-Dieu, a bien voulu accepter de présider notre thèse, nous le prions de recevoir ici nos remercîments respectueux.

M. le professeur Laroyenne nous a reçu avec la plus grande bonté, nous le remercions ici d'avoir bien voulu prêter aux faits que nous signalons l'appui de son expérience et de sa grande autorité.

M. le professeur agrégé Aug. Pollosson, chirurgien major de la Charité, a eu pour nous, dès le début de nos études médicales, les plus grandes bontés. Nous l'assurons ici de notre affectueuse reconnaissance.

Nous remercions M. le D$^r$ Dor de l'amabilité avec laquelle il nous a permis de travailler dans son laboratoire, et M. Bérard, interne des hôpitaux, prosecteur à la Faculté, de ses conseils amicaux.

Nous remercions tous ceux qui nous ont témoigné quelque intérêt ou quelque affection.

# DES FIBROMYOMES UTÉRINS

---

## PREMIÈRE PARTIE

---

### CHAPITRE PREMIER

En 1887, MM. Laudouzy et Galippe publiaient, dans la *Gazette des Hôpitaux*, un travail intitulé : Note sur la présence de parasites dans les tumeurs fibreuses et sur leur rôle pathogénique probable. La première partie de cette note nous occupera seule dans ce chapitre.

« Deux corps fibreux utérins, enlevés, l'un sur une femme de la Salpêtrière, l'autre sur une femme de la clientèle de l'un de nous, par la galvanocaustique, dans des conditions d'asepsie rigoureuse, ont été soigneusement stérilisés à la surface et sectionnés avec un couteau aseptique. Des fragments, pris au centre ont été ensemencés dans du bouillon ordinaire, dans du bouillon sucré et peptonisé, du bouillon peptonisé et neutralisé, dans de la salive humaine sucrée et peptonisée, dans de la salive humaine sucrée, peptonisée et neutralisée. »

Au bout de quarante-huit heures, les bouillons étaient troublés et l'examen y montrait dans les deux séries d'expériences « des microcoques sphériques réunis deux à deux en amas volumineux, ou en longs chapelets, microorganismes plus rares, beaucoup plus petits et formant des chapelets ; enfin, des bâtonnets soit isolés, soit réunis deux par deux et formant de longs filaments ».

Dans les recherches que nous avons faites, nous avons utilisé le bouillon salé et peptonisé journellement employé dans les laboratoires. MM. Landouzy et Galippe s'étaient contentés de déterminer la morphologie de ces microorganismes ; nous avons essayé dans les cinq expériences qui vont être rapportées d'en mieux spécifier la nature par des cultures sur milieux solides et d'en déterminer la virulence par inoculation aux animaux.

Première Expérience

Le 30 novembre 1894, sept heures après l'extirpation, furent placés dans du bouillon deux morceaux de fibrome. La surface du fibrome avait été flambée, l'ablation des deux morceaux faite avec toutes les précautions nécessaires dans la profondeur de la tumeur.

Les tubes, placés dans une étuve à 36 degrés, troublés après vingt-quatre heures de séjour, montrent d'assez nombreux cocci groupés par deux, par quatre au maximum, beaucoup isolés et des chaînettes de cocci. Ces cultures furent repiquées sur bouillon, sur gélatine et agar ; les premières cultures sur milieu solide ne poussèrent pas ; de nouvelles cultures faites plus tard montrèrent des colonies de *staphylococcus aureus* et *staphylococcus cereus* en rapport de quantité variable suivant les tubes, et les feuilles d'acacia du streptocoque. Les bouillons montraient toujours les mêmes formes avec des amas de staphylocoques plus abondants et des chaînettes plus nombreuses.

1 centimètre cube de cultures sur bouillon fut injecté le 1er février 1895 dans la cavité péritonéale d'un lapin. La température monta le premier jour à 39°8, il eut de la tension abdominale, de la diarrhée, maigrit beaucoup et mourut le 31 mars 1895. A l'autopsie, on trouvait un liquide clair assez abondant dans le péricarde ; le cœur était gorgé de sang et de caillots, il existait une légère vascularisation du péritoine ; les ganglions inguinaux des deux côtés étaient tuméfiés, quelques ganglions mésentériques l'étaient également.

Deuxième Expérience

Le 3 décembre 1894, une heure après l'opération, ensemencements avec deux morceaux de fibrome. La femme qui fournissait la pièce était vierge et n'avait aucun symptôme d'endométrite, ni leucorrhée, ni métrorragie ; elle entrait pour des troubles vésicaux : dysurie due à la compression exercée par la tumeur.

Deux fragments de tumeur furent également mis dans la cavité péritonéale d'un lapin après laparotomie aseptique. Ce lapin, après avoir eu 39°4 le premier jour, monta à 39°5, puis descendit à 38°6, remonta à 39°8 la veille de sa mort (12 déc.). A l'autopsie, il existait une sérosité assez claire dans le péritoine ; elle fut ensemencée dans deux tubes de bouillon. Reins un peu gros. Les morceaux de fibrome paraissent s'être réunis ; ils sont adhérents à la partie inférieure du gros intestin qui forme une anse au centre de laquelle se trouve la tumeur recouverte d'une capsule de nouvelle formation, assez facile à détacher. Ce fait a son intérêt, étant donné les expériences nombreuses faites sur la résorption des tissus par le péritoine. Hegar a vu des morceaux de muscle et Czerny des morceaux de cancer fraîchement extirpés, être parfaitement absorbés en quelques semaines dans le péritoine des chiens. Ziegler a vu cette absorption s'opérer avec des fragments d'os, Tillmann avec des morceaux de foie, de rein et de poumon (*Wirchow's Arch.*, 1879, Bd. LXXVIII, p. 437).

L'examen des cultures montre des chaînettes de petits cocci difficiles à colorer, des cocci isolés, plus tard des bâtonnets plus ou moins grands, unis en filaments, ou isolés. Les mêmes formes furent retrouvées dans les cultures faites avec la sérosité péritonéale du lapin. Les ensemencements sur gélatine et agar-agar montrent des cultures en traînées blanchâtres à granulations arrondies et en feuilles d'acacia.

Le 11 décembre 1894, injection d'1 cm. 50 d'une culture liquide, additionnée de la moitié de son volume de bouillon, dans la veine marginale de l'oreille d'un lapin pesant 1 kg. 720 grammes. Une petite quantité seulement passe dans les veines. Les oreilles furent un peu chaudes, la température monta le soir à 40°7, se maintint quatre jours à 39°8, puis après quelques oscillations autour de 40 descendit en lysis jusqu'à 36°6, remonta le lendemain à 37°8, pour retomber l'avant-veille de la mort à 36°8. L'animal maigrit beaucoup, perdit ses poils, eut de la diarrhée, et mourut le 1er janvier 1895. L'animal pèse 1 kg. 005 grammes. Les poils sont tombés en grand nombre. A l'autopsie on constate quelques taches ecchymotiques sur le péritoine; la vessie est pleine. Rien aux organes. Le sang ensemencé sur différents milieux donne les mêmes formes de microbes et les mêmes cultures solides que plus haut.

Le 20 décembre, on fait une inoculation intra-péritonéale à un lapin avec 1 centimètre cube de bouillon dans lequel on a trempé une öse chargée de cultures solides. La température de 40°2 qu'elle était le premier jour monta le lendemain à 40°9, puis à 41°1 le surlendemain, redescendit en deux jours à 39 degrés et dès lors oscilla autour de 40 degrés; le lapin présenta un amaigrissement considérable surtout sensible au train postérieur qu'il pouvait à peine soulever, avec chute des poils à la face interne des cuisses et la partie inférieure de l'abdomen. Mort le 17 mars 1895. Autopsie : l'animal répand une forte odeur d'urine ammoniacale, le péritoine est vascularisé, les ganglions inguinaux sont tuméfiés des deux côtés; il existe un épanchement séreux dans le péricarde.

Ce fait nous paraît de nature à être rapproché des faits signalés par Roger dans une communication à l'Académie des sciences (1891), et, récemment, au Congrès de médecine interne. Nous voulons parler des myélites d'origine streptococcique. Mais ces faits sont en dehors de notre sujet et nous les indiquons seulement.

Le 2 février, on fait à un lapin une injection intra-péritonéale des cultures solides repiquées sur bouillon. L'examen de ces cultures n'y montrait que des bacilles et des streptobacilles ; il eut de la diarrhée, maigrit un peu, n'eut pas de température au-dessus de 39°,8. Au mois de juin, il avait beaucoup maigri et perdu beaucoup de poils. Ce lapin n'est pas mort dans un temps rapproché de la date de l'inoculation ; il a été perdu depuis.

### Troisième Expérience

Le 19 février 1895, une demi-heure après l'ablation d'une tumeur fibreuse enclavée dans l'excavation, deux cultures sont faites dans du bouillon avec deux morceaux de fibrome. Un autre morceau est placé dans la cavité péritonéale d'un lapin déjà dans un grand état d'amaigrissement. Le lapin meurt le soir même. A l'autopsie, le fibrome est mobile dans la cavité abdominale. L'examen des cultures faites avec le liquide ascitique montre des staphylocoques, des bâtonnets en grand nombre. La mort est sûrement due à une maladie antérieure : l'ascite existait au moment de l'opération. Cette inoculation est donc sans aucune valeur.

Les cultures sur milieux liquides et solides montrent des staphylocoques dorés et blancs et des streptocoques.

L'injection intra-veineuse à un lapin de cultures liquides détermina les premiers jours une légère élévation de température, de la diarrhée et le lapin guérit.

### Quatrième Expérience

Le 6 avril 1895, après ablation d'un fibrome interstitiel, œdémateux et kystique développé aux dépens de la paroi antérieure de l'utérus, ensemencement dans du bouillon de deux morceaux de la tumeur et de deux morceaux de la paroi utérine.

Ces deux séries de cultures ont poussé et montré à l'examen des streptocoques courts et longs, des cocci isolés.

Les ensemencements sur milieux solides n'ont pas poussé.

Pendant la durée de cette expérience, l'étuve avait subi des variations de température assez considérables; les cultures étaient peu abondantes.

Injection intra-veineuse à un lapin d'1 centimètre cube de cultures liquides; injections sous-cutanées au même lapin d'1/2 centimètre cube des mêmes cultures. Il eut une légère élévation de température, les oreilles un peu rouges les premiers jours et guérit.

### Cinquième Expérience

Le 9 juillet 1895, deux morceaux de fibrome sont mis dans deux tubes de bouillon. Le 11, les cultures montrent des microcoques isolés, par 2, par 4, en petits amas, de rares chaînettes. Le 15 juillet, les cultures montrent de belles grappes de staphylocoques, des amas de 4, de 2 et de belles chaînettes de streptocoques.

Les cultures repiquées le 15 et revues le 22 montrent les mêmes formes, et en plus des bacilles en chaînettes, composés d'éléments ressemblant à des microcoques allongés, d'autres composés de petits éléments bacillaires, et enfin d'autres composés de longs éléments bacillaires. Certaines chaînettes montrent à la suite ces différentes formes.

Ce fait paraît pouvoir être rapproché des faits signalés par M. Arloing dans le *Lyon médical* (20 mai 1894) dans sa note sur les variations morphologiques et pathologiques de l'agent de l'infection purulente. C'est peut-être là un cas de polymorphisme que les circonstances ne nous ont pas permis de suivre plus longtemps. Il n'a été fait ni cultures sur milieux solides, ni inoculations.

Les conclusions de cette série d'expériences sont, on le voit, un peu différentes de celles des deux faits rapportés par MM. Landouzy et Galippe. Tandis que, dans leurs deux examens de cultures, ils trouvaient les mêmes formes, nous avons, dans notre première expérience, des staphylocoques et du streptocoque ; dans notre seconde, du streptocoque et un streptobacille; dans la troisième du staphylocoque et un streptocoque ; dans la quatrième du streptocoque seul et quelques cocci isolés ; dans la cinquième enfin des staphylocoques et du streptocoque se transformant peut-être en streptobacille. Ce sont en somme les formes de MM. Landouzy et Galippe, mais non réunies dans chaque cas. D'autre part, les inoculations aux animaux ont montré que ces microbes avaient une virulence atténuée ; ils ne donnaient jamais naissance à des suppurations ; le streptocoque, constant dans nos expériences comme dans celles de Landouzy et Galippe, ne donnait pas d'érésipèle ni d'abcès. Les animaux qui mouraient, mouraient de septicémies à assez longue évolution. D'ailleurs il est à remarquer que les inoculations étaient probantes au moment où les animaux se trouvaient dans les plus mauvaises conditions hygiéniques : hiver rigoureux, nourriture insuffisante. Les animaux inoculés plus tard ont été malades, mais ont guéri. Et nous serions peu disposé à croire à la virulence de ces microbes, si les cultures faites dans la deuxième expérience avec les produits des animaux morts n'avaient pas été semblables à celles qui leur avaient été injectées.

Nous croyons donc pouvoir formuler les conclusions suivantes à cette série de sept faits positifs, sans un seul fait négatif :

1° Il paraît exister constamment des microbes dans les fibromes utérins ;

2° Ces microbes, variés de forme, sont des staphylocoques, un streptobacille et dans chacun des faits observés du streptocoque nettement caractérisé au point de vue de sá morphologie, et de ses cultures sur milieux solides ;

3° La virulence de ces microbes est atténuée ; les animaux meurent de septicémie à évolution assez longue, ou guérissent après quelques jours de maladie.

## CHAPITRE II

Si l'on recherche avec soin les complications qui se présentent pendant l'évolution des fibromyomes, les complications possibles après opération, les suites de couches pathologiques chez les femmes devenues enceintes malgré l'existence de fibromyomes utérins, on arrive à cette conclusion que les processus infectieux ont une fréquence relativement considérable.

Tous les auteurs qui se sont occupés des fibromyomes utérins insistent avec raison sur les différences qui séparent ces tumeurs suivant leur siège ; la distinction entre les fibromyomes sous-séreux, interstitiels et sous-muqueux revient constamment dans les études faites sur la question. Güsserow prétend qu'en cas de fibromyomes sous-péritonéaux pédiculés, l'intensité des douleurs est dans une certaine mesure en rapport avec les vaisseaux du pédicule, que des péritonites légères peuvent être produites en dehors de la période menstruelle et déterminer des adhérences ; pour lui, ce sont là des péritonites *d'origine mécanique sans éléments septiques,* qui amènent peu d'élévation de température et restent sans gravité ; elles n'ont d'importance qu'au point de vue des adhérences qu'elles déterminent.

D'une manière générale, on peut dire que les fibromes pédiculés ou sous-séreux mêmes sont ceux qui donnent naissance à des adhérences. Parmi les fibromes que nous avons vus, deux étaient pédiculés, l'un avec des adhérences au côlon, l'autre sans adhérences ; tous les autres cas, non pédiculés, non sous-séreux n'avaient pas d'adhérences. Terrillon sur 5 cas de fibromes pédiculés signale 4 fois des adhérences ; sur 5 autres cas non pédiculés, pas d'adhérences. D'ailleurs ces adhérences sont rares, puisque le même auteur, dans un autre travail, rapporte 235 cas de fibromes sans adhérences intestinales.

Börner, dans un travail publié en 1882 sur le fibrome sous-séreux, insiste sur les différences symptomatiques qui le séparent des autres formes ; il note dans son évolution les douleurs pendant la menstruation, l'irritation péritonéale donnant de l'ascite et de petites péritonites qui guérissent. Wyder de Berlin, étudiant les modifications de la muqueuse utérine dans les fibromyomes, note que, dans les fibromyomes sous-séreux, la muqueuse est très rarement épaissie ; comme modification essentielle, il signale une très belle endométrite glandulaire. Parmi les tumeurs interstitielles, il distingue trois groupes : 1° Tumeurs séparées de la cavité utérine par 1/2 centimètre à 1 centimètre de tissu utérin ; 2° tumeurs situées près de la muqueuse utérine, sans faire saillie ; 3° tumeurs faisant saillie sous la muqueuse. Les lésions augmentent avec ces catégories, allant de l'endométrite glandulaire à l'endométrite interstitielle et à l'endométrite fongueuse. Pour Pozzi, ce qui caractérise ces pseudométrites (métrite myomateuse, etc.), c'est que l'inflammation de la muqueuse utérine n'est ici qu'un épiphénomène survenant tardivement et non d'emblée, après l'apparition des phénomènes du côté des annexes ou du péritoine pelvien. Nous rappellerons le cas qui a fourni les pièces de notre deuxième expérience, femme vierge, sans aucun symptôme d'endométrite.

Les complications des fibromyomes utérins, survenant sans qu'une intervention chirurgicale quelconque ou qu'un accouchement vienne en troubler l'évolution, sont de différents ordres.

Coffin, dans sa thèse, *Etude sur les complications des fibromyomes utérins*, signale très longuement les phénomènes de compression intestinale ou vésicale, les hémorragies, les douleurs, et ne signale qu'en passant, pour ainsi dire, les phénomènes d'ordre infectieux : ascite, péritonite, etc., phénomènes attribués par lui à des infections venues du chirurgien dans le cours de ses explorations ou de ses interventions palliatives.

D'une manière générale, les auteurs paraissent considérer le fibrome comme aseptique, et tous les faits d'infection comme relevant d'une faute chirurgicale. Nos expériences et celles de MM. Landouzy et Galippe modifient, croyons-nous, beaucoup ces conceptions.

M. le professeur Laroyenne a bien voulu nous dire qu'il considérait les péritonites comme fréquentes dans l'évolution des fibromes utérins. Il considère l'éventualité de cette complication comme une indication d'enlever la tumeur. Il a vu souvent des complications du côté des

trompes. Il regarde en outre la présence dans un pédicule du tissu myomateux comme dangereuse par les complications infectieuses possibles.

Guyon, dans sa thèse d'agrégation, au passage relatif à
la terminaison des fibromyomes utérins, signale deux cas
où une couche purulente existait autour de la tumeur et
où la paroi utérine perforée avait permis la formation
d'une péritonite ; un cas de Maisonneuve et un cas
d'Huguier avec péritonite aiguë, un cas de Velpeau où la
péritonite existait *avant* que l'opération proposée par
Jarjavay eût été faite ; il signale en outre dans les cas de
corps fibreux sous-péritonéaux plusieurs faits où il existait de l'ascite.

Pour Terrillon, les myomes peu volumineux, plus gê-
nants que douloureux, amènent quelquefois une ascite peu
abondante, par altération de la séreuse à ce niveau.

Robert (th. de Paris, 1885) rapporte :

1° Une observation due à M. Hayem : femme ascitique
ponctionnée plusieurs fois, morte de péritonite et chez
qui on trouva à l'autopsie une tumeur fibreuse ;

2° Observation due à Gosselin d'une tumeur fibreuse
de l'utérus, expulsée spontanément. Péritonite et mort.
Dans ce cas, outre le fait d'expulsion spontanée qui rend
l'observation inutilisable à notre point de vue, il y a à
noter le fait qu'on avait pratiqué un tamponnement au
perchlorure de fer ;

3° Observation due à Broca *(Traité des Tumeurs)*,
inutilisable également. La femme très anémiée par une
métrorragie fut tamponnée ; le fibrome était gangrené et
la malade mourut d'infection purulente ;

4° Observation due à Verneuil d'épithélioma du col

avec polype fibreux et mort par péritonite aiguë. Cette observation est également discutable.

5° Observation due à Lancereaux de péritonite aiguë purulente avec pleurésie purulente ; dans ce cas, il existait un fibrome utérin, et le point de départ de l'infection fut fixé dans les annexes, malgré l'absence de suppuration du myome et des trompes. Il existait dans ce cas des adhérences du rectum à la face postérieure de l'utérus.

6° Observation due à Gallard de tumeurs fibreuses donnant lieu à des métrorragies ; mort : un point ramolli dans le fibrome, pus dans les veines du petit bassin, pus dans le ligament large droit ; péritonite due probablement à une exploration intra-utérine.

En tout, Robert signale 15 observations analogues où les complications infectieuses sont attribuées par lui à des explorations septiques. Le fait est probable pour un grand nombre de ces observations. Mais nous croyons qu'il faut tenir compte dans leur interprétation de l'état infecté ordinaire du fibrome utérin. Lange cite un cas où la tumeur se morcelant dans l'utérus a déterminé par auto-infection un phlegmon septique avec abcès paramétritique qui dut être ouvert par le vagin ; un autre cas où un grand abcès dut être ouvert à la paroi abdominale.

Rendu signale dans le *Lyon médical* deux cas de tumeurs fibreuses ; un cas avait donné naissance à des accidents septicémiques sérieux.

Nous avons observé une femme chez qui l'existence d'un fibrome fut révélée par une petite péritonite qui guérit.

Demars signale un cas de fibromyomes multiples utérins avec péritonite suppurée, néphrite interstitielle et mort par urémie.

Les complications infectieuses du côté des trompes sont fréquentes. Connues de tous les gynécologistes, elles ne sont même pas publiées aujourd'hui, comme trop banales. M. le professeur agrégé Aug. Pollosson nous en citait de nombreux exemples et nous rappellerons seulement, outre un cas que nous lui avons vu opérer, un cas publié par Jeannel : fibrome utérin, salpingite, mort par septicémie ; un cas publié par Richelot : fibrome utérin et salpingite suppurée.

Il y a lieu sans doute de se demander, à propos de collections purulentes volumineuses développées concurremment avec des fibromes utérins, s'il n'y aurait pas à distinguer des cas où la collection serait due à une péritonite purulente développée autour du fibrome, et des cas où l'on serait en présence de pyosalpinx devenus adhérents à l'excavation. Il est probable que ces deux cas existent et nous citerons, sans les séparer dans l'exposé, quelques cas de suppurations pelviennes compliquant des fibromes

P. Reclus, dans une clinique de 1894, rapporte 7 interventions pour fibromes utérins, 3 cas avec complications infectieuses. Et dans ces 3 cas « il s'agissait de lésions graves, d'ovarosalpingites volumineuses, adhérentes par des membranes épaisses au péritoine du bassin, à l'épiploon et aux anses intestinales, il y avait des collections purulentes dans le cul-de-sac de Douglas, des kystes séreux multiples et des altérations dont l'ensemble constitue ce que l'on désigne sous le nom de pachypelvipéritonite ». Il signale en outre un cas d'abcès périnéphrétique chez une femme portant un fibrome plus gros que la tête d'un fœtus.

Bastard invoque comme cause de la thrombose fémorale dans 7 cas sur 13 de fibromes utérins, l'anémie et en deuxième ligne la pression exercée par la tumeur. Etant donné la tendance actuelle à considérer les phlébites comme étant de nature infectieuse, on peut sans doute ajouter aux deux facteurs invoqués par Bastard les microbes trouvés dans le tissu de la tumeur.

Les faits cliniques que nous avons trouvés en assez grand nombre sont, on le voit, très complexes ; il faut tenir compte en effet des petites interventions multiples que peuvent subir les malades, interventions capables de les infecter comme l'a bien fait voir Robert. Mais il existe et nous les avons rapportés, un petit nombre de faits où les phénomènes infectieux n'ont suivi aucune manœuvre chirurgicale, et ce petit nombre de faits, rapprochés de la série toute positive des faits expérimentaux, nous semblent modifier assez sensiblement les termes du problème.

De tout temps les interventions chirurgicales relatives aux fibromes ont été considérées comme très graves et, même à l'heure actuelle où les opérations sont rendues moins dangereuses par le perfectionnement de l'antisepsie et les progrès de la technique opératoire, elles n'en sont pas moins encore d'une assez haute gravité. A présent encore, on peut dire que les interventions abdominales pour fibromes sont notablement plus graves que celles qui s'adressent aux kystes de l'ovaire ; bien que des statistiques heureuses, portant sur un nombre restreint de cas soient publiées, l'impression clinique que nous allons formuler, reste dans l'esprit d'à peu près tous les chirurgiens.

Nous pouvons nous demander si cette gravité particulière n'est pas due en partie à la présence des microbes. Si l'on considère les interventions par voie vaginale, les morcellements par exemple de fibromes proéminents dans la cavité utérine, mais largement implantés, on peut dire que ces opérations sont graves lorsque l'extirpation du fibrome n'est pas totale.

Dans ce cas, on voit se développer des phénomènes infectieux qui semblent avoir pour point de départ la portion fibromateuse qui n'a pas été extirpée. On peut bien incriminer, il est vrai, les microbes vaginaux ou ceux de la cavité utérine incomplètement nettoyée; mais alors, pourquoi ces microbes ne donneraient-ils pas lieu à des infections semblables du tissu utérin, après extirpation totale du fibrome; et pourquoi réserveraient-ils leur malignité pour le cas où des parties de la tumeur ont été abandonnées. Si l'on considère maintenant les opérations abdominales, on constate des complications infectieuses dans certains cas d'extirpation utérine pour fibromes, principalement lorsque, dans un temps de l'opération, on a été obligé de faire porter une section sur le tissu fibromateux : lorsque ces opérations ont été faites avec une antisepsie rigoureuse, par des chirurgiens expérimentés, on peut bien se demander à juste titre si les microbes contenus dans le fibrome sectionné n'ont pas été un élément d'infection.

Si nous considérons maintenant les cas d'hystérectomie abdominale avec établissement d'un pédicule externe, nous voyons apparaître d'une manière assez fréquente des accidents infectieux, beaucoup moins graves que les précédents, parce qu'ils sont localisés au moignon pédiculaire ; ce sont des phénomènes inflammatoires, parfois suppuratifs, toujours accompagnés de fièvre, qui se développent du côté du pédicule ou de la portion utérine conservée.

Souvent, ce n'est que quelques jours après l'opération que ces phénomènes apparaissent; un premier pansement, fait une semaine par exemple après l'opération, nous a montré un moignon sec et parfaitement aseptique ; et dans la seconde ou dans la troisième semaine, apparaissent les phénomènes inflammatoires auxquels nous faisons allusion. On voit des températures de 38 à 39 degrés et le moignon qui était sec apparaît imbibé de sérosité ; quelquefois un peu de pus est sécrété à son pourtour : tout peut se borner là. Mais, parfois, ces inflammations péri-pédiculaires peuvent gagner le péritoine, donnant lieu à des péritonites circonscrites péri-pédiculaires, qui peuvent se propager lentement et amener la mort des malades à une période relativement éloignée de l'opération. Les inflammations des pédicules peuvent, dans certains cas, croyons-nous, être attribuées aux microbes contenus dans le fibrome opéré ou dans de tout petits fibromes, qui existent encore dans le moignon, au-dessous de la ligature.

Ces accidents tardifs des pédicules externes sont une des raisons qui ont conduit à pratiquer l'extirpation de ce pédicule, soit primitivement, soit secondairement (M. le professeur agrégé Aug. Pollosson). Ils sont certainement moins fréquents à l'heure actuelle que si l'on se reporte à quelques années en arrière ; cette diminution de fréquence peut bien tenir à une antisepsie meilleure, mais elle peut bien tenir aussi à la préoccupation que l'on a de ne laisser que des pédicules aussi réduits de volume que possible.

M. le professeur agrégé Aug. Pollosson nous a communiqué à ce sujet des observations intéressantes. Ayant pratiqué des hystérectomies abdominales pour fibromes, avec pédicule externe, dans un certain nombre de cas, il constata des différences au point de vue de la marche de la température dans le premier septénaire : certains cas évoluaient d'une façon absolument régulière et sans élévation thermique ; certains autres (3) présentèrent pendant la première semaine des oscillations de température de 38 degrés à 39°5 sans qu'il y eût aucune réaction péritonéale : ces dernières malades ont d'ailleurs parfaitement guéri. M. Pollosson observa alors que, dans ces trois cas, il s'était agi de fibromes dont le développement inférieur plongeait dans l'excavation ou descendait très bas, et que la section avait dû porter dans le tissu myomateux, laissant ainsi une portion de ce tissu pathologique non seulement au-dessus de la section, mais même au-dessous de la ligature. Il fut donc conduit à penser qu'il s'était fait dans ce tissu une dégénérescence nécrobiotique ou un travail inflammatoire, qui, sans aboutir à la suppuration, avait suffi à créer un état infectieux et une élévation de température.

Toutes les considérations que nous venons de faire valoir sur les complications opératoires des fibromes sont évidemment discutables et l'interprétation que nous donnons, le rôle que nous attribuons aux microorganismes existant dans les fibromes ne peuvent pas être démontrés d'une façon absolue ; mais, lorsqu'on considère l'ensemble de tous ces faits, la probabilité devient plus grande, sans aboutir à une certitude complète. La constatation que nous avons faite de microbes dans tous les cas de fibromes que nous avons examinés, les effets pathogènes que nous avons expérimentalement produits viennent certainement renforcer cette hypothèse.

Ce n'est d'ailleurs pas là une pure question théorique et nous croyons que des conséquences pratiques doivent en être tirées. Nous croyons qu'il faut considérer, pendant une intervention, le tissu fibromyomateux comme relativement infecté et que, par conséquent, il faut prendre des précautions pour protéger la cavité péritonéale contre les liquides qui s'écoulent de la section d'un fibrome. Nous croyons également que lorsqu'on aura dû laisser dans un pédicule, des portions myomateuses, il faudra, par la suite, les extirper le plus tôt possible.

La complexité des faits cliniques augmente beaucoup, quand il s'agit des corps fibreux, dans leur rapport avec la grossesse et l'accouchement. Ici, ce n'est plus seulement le chirurgien et les aides dont l'asepsie est en cause, mais encore les sages-femmes plus ou moins instruites et plus ou moins consciencieuses, dont les explorations précèdent souvent les interventions obstétricales.

D'une façon générale, le fibromyome utérin est une cause de stérilité. Pour Hueter, malgré la fréquence des tumeurs fibreuses, elles sont rarement cause de dystocie. En effet, elles sont un obstacle à la conception ou une cause d'avortement. Süsserott, sur 147 cas de dystocie pour fibromes compte 53 pour 100 de mortalité pour les mères, 66 pour 100 pour les enfants. Il faut faire intervenir probablement comme cause de stérilité l'état de la muqueuse interne, et l'agrandissement de la cavité utérine qui se fait si souvent avec changements plus ou moins grands de sa direction, coudures, ou simplement déviations latérales ou antéro-postérieures. Un certain nombre de femmes deviennent enceintes néanmoins et l'état fibromyomateux de l'utérus complique singulièrement le pronostic de l'accouchement. Le pronostic est variable avec le siège du fibrome. Pour Pozzi, le développement sous-péritonéal du fibrome peut faire espérer qu'il ne gênera en rien la parturition : il y a quelques dangers d'inflammation ou de transformation kystique de la tumeur. Les tumeurs pelviennes sont autrement redoutables par les troubles de compression grave qu'elles peuvent occasionner et la péritonite quelquefois signalée. Les modifications dans leur forme et dans leurs rapports avec l'utérus et le bassin, qui permettent parfois l'accouchement sont du ressort du mécanisme obstétrical pur et ne nous occuperont point ici. On sait que les polypes du col s'énucléent souvent devant la tête. Les corps fibreux interstitiels à évolution abdominale présentent évidemment le maximum de gravité, l'hémorragie dans le cas d'insertion placentaire sur du tissu fibromateux, la septicémie plus fréquente aggravent beaucoup le pronostic de la délivrance et des suites de couches.

Il est intéressant, au point de vue qui nous occupe, de rappeler les modifications décrites dans les fibromes portés par des femmes enceintes. Pour Cornil : foyers de ramollissement, fibres hypertrophiées, granulo-graisseuses, dissociées par des leucocytes et des corps granuleux, chargés des produits de leur désintégration ; fibres musculaires petites sans noyau colorable, et vaisseaux privés de sang ; pour Doléris : apparence lacunaire générale, lacunes allant parfois jusqu'au kyste ; aspect lobulé plus accentué, etc., infiltration colloïde des faisceaux conjonctifs. Ces varia-

tions de constitution peuvent amener, l'état de puerpéralité réagissant en outre sur l'état général, des modifications dans la virulence des microbes constatés dans le
fibrome.

Nous allons rappeler maintenant quelques faits de complications infectieuses chez des femmes enceintes ou
récemment accouchées et porteurs de myomes utérins.

Doléris rapporte un cas de dystocie grave occasionnée
par un fibrome développé à l'union du col et du corps de
l'utérus gravide; la femme mourut d'infection; on trouva
l'utérus recouvert de quelques minces exsudats fibrineux
et adhérent aux parties molles du petit bassin, au niveau
du plancher pelvien. Il rapporte en outre une observation
de polype fibreux inséré sur le fond de l'utérus pris pour
une môle : hémorragies répétées, tentatives d'extraction,
péritonite mortelle. Le sang examiné la veille de la mort
montre de fins corpuscules mobiles en couples. Une heure
après la mort, même formes. A l'autopsie, mêmes organismes, mais plus nombreux. Dans un lymphatique, nombreux couples et courtes chaînettes. Doléris attribue dans
tous les cas l'infection à une cause extérieure ; il rapporte
un tableau dû à Lefour où, sur 286 cas de fibromes et
grossesse, on trouve 141 morts, dont 64 par septicémie et
1/3 des morts de cause non spécifiée. Il semble que, de
tous ces faits, quelques-uns puissent être rapportés aux
microbes normaux du fibrome, redevenus virulents.

Pozzi, Ribemont-Dessaignes s'accordent pour reconnaître que les complications infectieuses sont plus fréquentes dans le cas de fibromes. Il faut évidemment faire
intervenir, dans cette gravité plus grande, la plus grande

longueur du travail et les interventions plus nombreuses et plus difficiles.

Bompiani rapporte trois observations : 1° Observation d'une femme enceinte portant un fibrome de la partie supérieure du segment inférieur : avortement provoqué à six mois, endométrite, pelvipéritonite, guérison ; 2° observavation d'une femme enceinte portant un fibromyome intra-cervical ; extraction manuelle d'un fœtus macéré, endométrite, guérison ; 3° observation d'une femme ayant un fibrome de la partie supérieure du segment inférieur ; à terme, présentation du sommet ; craniotomie assez pénible, suites de couches assez normales.

Dott rapporte un cas d'opération de Porro pour un fibromyome compliqué de grossesse. La température après l'opération ne dépasse pas 38°4 ; il se fait un abcès à la partie inférieure de la plaie, obligeant à drainer par le vagin.

Meyer raporte 11 cas de fibromyomes de la grossesse dont 1 cas avec thrombose de la saphène et mort de septicémie, un cas de septicémie après rétention placentaire, 1 mort par pyémie. Il considère que les myomes sous-muqueux contribuent grandement aux processus septiques.

Halliday Croom signale deux cas de fibromes avec grossesse : un cas avec guérison ; le second, fibrome du fond de l'utérus ; avortement à cinq ou six mois, ablation d'un petit fibrome du volume d'une orange dans le fond de la cavité, gangrène, septicémie aiguë.

Varnier rapporte deux observations. La première concerne un fibrome sous-péritonéal resté latent jusqu'à trente-sept ans. Grossesse, hypertrophie énorme du fibrome. Péritonite à répétition, avortement au cinquième mois. Guérison. La seconde observation concerne un cas où, à deux reprises, il y eut, pendant la grossesse, des poussées péritonitiques.

Worship rapporte une observation : tumeur fibrocystique du fond de l'utérus, marche rapide ayant fait dire : tumeur maligne de l'ovaire. Au septième mois, mort sans avortement par péritonite.

Les faits rapportés dans ce chapitre ne sont que des exemples destinés à montrer la difficulté d'interprétation inhérente à ces processus infectieux. La plupart de ces faits seraient sans valeur au point de vue spécial qui nous occupe, n'était la constatation de la présence des microbes dans les fibromes, constatation qui permet de réclamer pour eux, moyennant des modifications de leur virulence en rapport avec les données actuelles de la bactériologie, un certain nombre des processus septiques antérieurement signalés.

# DEUXIÈME PARTIE

———

Au moment où la bactériologie n'avait pas encore étendu ses recherches dans toutes les parties de la pathologie, de nombreux expérimentateurs ont signalé dans les tumeurs l'existence de microbes auxquels ils rapportèrent la formation même des tissus pathologiques. Ces recherches portèrent spécialement sur les tumeurs malignes. Les inoculations et les différents moyens de contrôle que la bactériologie moderne fournissait pour déterminer le rôle des microbes dans ces tumeurs ne tardèrent pas à les faire rejeter comme causes, et réduire au rôle modeste de parasites.

En formulant cette opinion, nous faisons allusion seulement au rôle attribué aux microbes proprements dits, dans la pathogénie des tumeurs ; la question des psorospermies est évidemment contestable elle aussi, mais nous ne voulons pas étendre nos conclusions à ces derniers parasites.

MM. Landouzy et Galippe, dans la seconde partie de leur note publiée en 1887, paraissent croire à l'origine parasitaire des tumeurs et en particulier des fibromyomes utérins. Rien depuis cette époque n'est venu confirmer cette idée, et si les auteurs précités ont découvert des parasites, l'existence de ces microbes peut bien être démontrée, mais non pas leur rôle pathogénique dans la formation des fibromes. Pour attribuer à un microbe une influence causale, il ne suffit pas évidemment de constater sa présence, mais il faut que des cultures et des inoculations aient reproduit la lésion. Or, rien de semblable n'a été fait, et nous sommes disposé à admettre que les microbes constatés sont réduits au rôle de parasites accessoires secondairement développés.

On doit reconnaître avec M. Bard que nombre de productions classées aujourd'hui dans les tumeurs le seront plus tard dans les productions microbiennes. Des productions, telles que les adénofibromes du sein paraissent avoir une certaine parenté morphologique avec les mammites chroniques. Mais, pour les fibromes, la question ne nous paraît pas douteuse. La multiplicité des formes microbiennes rencontrées, leur banalité, leur virulence faible les rapprochant des parasites, la présence de ces mêmes formes reconnues par MM. Landouzy et Galippe dans des kystes de l'ovaire, font rejeter presque avec toute certitude l'hypothèse de microbes agents pathogènes des fibromyomes utérins.

Nous avons cherché s'il existait dans les notions étiologiques sur les fibromes quelque argument valable pour ou contre cette hypothèse. Mais, consulter les remarques faites sur l'étiologie des fibromes, c'est revenir à des discussions interminables sur la fréquence relative des fibromes chez les célibataires et les femmes mariées. C'est aller de Conheim qui voit dans les fibromes des restes embryonnaires proliférant quand la gestation manque, à Emmet et Reamy voyant dans un grand nombre de couches rapprochées une cause prédisposante.

En résumé, l'hypothèse de MM. Landouzy et Galippe nous paraît devoir être remplacée par la grande hypothèse si bien développés par Verneuil du microbisme latent. Nous l'avons trouvée particulièrement bien exprimée au point de vue un peu spécial où nous nous plaçons, dans la thèse de M. Rivière et nous citerons le passage dans lequel il applique au cas particulier les idées déjà anciennes sur l'état microbien latent des tissus vivants. Ces idées rapprochées des faits bien connus de passage incessant des microbes à des virulences variables, par une sorte de multiplicité du moi microbien devenue aujourd'hui banale, nous paraissent résumer la question dans ses grandes lignes.

Rivière dans sa thèse : *Contribution à l'étude anatomique du corps thyroïde et des goitres*, consacre un chapitre à la microbiologie des goitres, chapitre qu'il termine par les réflexions suivantes : « Cela étant établi, voyons les conclusions qu'on peut tirer au point de vue de la pathologie de toutes ces tumeurs (adénomes, fibromes, kystes, etc.). A la suite d'une infection quelconque (furonculose, angine, influenza, puerpéralité), il passe toujours dans le sang à un moment donné des microbes qui peuvent se localiser, peut-être même électivement sur les points faibles de l'organisme (thyroïde, ovaire, etc.)

envahis par le néoplasme. Il n'est pas même besoin d'une infection caractérisée, et le tube intestinal (Kocher), la cavité bucco-pharyngienne peuvent amener, grâce à leur constante septicité, l'envahissement microbien. Les microorganismes mis en présence du tissu adénomateux ou fibromateux seront difficilement détruits, la phagocytose étant probablement moins énergique que dans les tissus normaux. »

Nous dirons, dans le cas présent, quelques mots du mode d'infection indiqué par Rivière, pour consacrer une plus longue étude à un mode d'infection jouant pour l'utérus le rôle de la cavité bucco-pharyngienne et du canal de Bochdaleck pour les goitres ; nous voulons parler de l'infection par le vagin et le col utérin.

Les premières expériences faites par Pasteur sur le sang et les tissus sains les montrèrent stériles. Cornil et Babes, expérimentant sur le sang de cadavres morts depuis quelques heures, en hiver, arrivèrent aux mêmes résultats. Hauser a pris des organes entiers d'animaux sains, les a mis dans des vases stérilisés, bouchés par de l'ouate, sans qu'il se développât d'organismes. Fodor a montré que non seulement le sang des animaux bien portants ne contient pas de bactéries, mais que les bactéries inoffensives introduites dans le sang y sont détruites. Cependant, d'autres auteurs admettent, d'après Cornil et Babes, la possibilité de l'existence dans le sang de microbes qui peuvent s'éliminer par les urines. Les expériences de Pasteur montrent que les tissus sains et vivants des végétaux et des animaux ne contiennent point de microbes, mais il est des états intermédiaires à l'état physiologique et à l'état pathologique où il peut s'en rencontrer (Cornil et Babes). D'après Wyssokowitsch, les bactéries ne se détruisent pas dans le sang, mais se conservent dans la rate, les ganglions, la moelle des os. A la Société de biologie, dans une séance rapportée le 13 février 1895 *(Bull. méd.)*, une discussion entre MM. Nocard, Galippe et quelques autres bactériologistes modernes mit ce fait en relief : lorsqu'on recueille du sérum en grande quantité, quelles que soient les précautions prises, quelques tubes sont fertiles. D'autre part, des microbes auraient été trouvés dans des organes sains, le rein en particulier.

On voit que tous ces faits s'accordent avec les idées exprimées plus haut. Nous croyons qu'il y a une sorte de biologie spéciale des tumeurs à l'égard des micro-organismes et qui mériterait d'être étudiée. Nepveu, dans une note sur les bactériens dans les tumeurs, présente un cas de fibrosarcome du creux poplité contenant des microbes, cinq lipômes aseptiques, deux sarcomes très durs, aseptiques également ; il y a là des conditions de voisinage et en même temps de constitution intime de la tumeur qui créent peut-être ces différences. Nous rapporterons à ce propos des recherches faites par MM. Dor et Bérard sur une synovite à grains rhiziformes. L'examen bactériologique montra du streptocoque et un streptobacille comme dans notre deuxième expérience, et l'inoculation aux animaux les tuberculisa. Il y a sans doute aussi de la part des produits tuberculeux une réceptivité spéciale à l'endroit des microbes parasites.

Mais s'il est possible que le fibrome soit infecté par la voie sanguine, combien plus facile est la voie utérine elle-même.

**M.** Vahle a fait l'examen bactériologique du vagin de soixante-quinze petites filles peu après la naissance. Pendant les douze premières heures, il a toujours trouvé les sécrétions vaginales stériles. A partir de ce moment, jusqu'au troisième jour, les résultats sont variables, mais les vagins dépourvus de microbes sont de plus en plus rares. Au troisième jour, on peut admettre qu'il existe toujours des microorganismes dans la cavité vaginale.

Il est à remarquer que les microbes ainsi rencontrés ont été assez souvent pathogènes. Ainsi, dans 14,6 pour 100 des cas on a trouvé des streptocoques.

Winter signale dans les voies génitales de la femme des *staphylococcus*, *aureus*, *citreus*, *albus* et des *streptococci* de trois variétés parfaitement reconnaissables à leurs caractères morphologiques propres, et cultivables. Dœderlein déclare la cavité utérine saine aseptique, la cavité cervicale renferme vingt-sept sortes de microbes.

On voit que les microbes ne sont pas loin du fibrome. L'agrandissement de la cavité utérine pouvant aller jusqu'à 20 centimètres (Pozzi) joue sans doute un rôle dans la pénétration des microbes jusqu'à la muqueuse utérine; de la muqueuse, le passage aux fibromes est facile, puisque Pérairé signale dans l'endométrite la présence de microbes jusque dans les fibres musculaires utérines. Nous croyons que l'ascension des microbes par le canal utérin constitue le facteur le plus important de l'infection du fibrome, l'infection par le tube digestif et le sang pouvant se rapporter à quelques cas, mais étant moins tangible que ce voisinage presque immédiat entre une station de microbes et la tumeur fibreuse.

Dans cette hypothèse, les microbes du fibrome seraient des parasites au même titre que les microbes existant dans le col ou le vagin. Comme ces microbes viennent dans l'infection blennorragique joindre leur action à celle du gonocoque, ils pourraient jouer un rôle dans les complications infectieuses des fibromes utérins. Les petites péritonites adhésives seraient alors non pas de cause mécanique comme le croyait Güsserow *(loc. cit.)* mais bien dues à des actions microbiennes. D'ailleurs, il est probable qu'on fera rentrer de plus en plus ces péritonites localisées dans les péritonites septiques. MM. Würtz et Hudelo ont démontré que, pendant le coma alcoolique, les microbes de l'intestin du lapin émigraient dans la cavité péritonéale ; ce fait montre, d'une part, que les microbes ont des voies de passage peu connues, certaines néanmoins ; d'autre part, que nombre de faits de péritonites plastiques soi-disant aseptiques peuvent en réalité être dues à des microbes venus du tube digestif lui-même. Dans le cas particulier des adhérences contractées par le fibrome, il est peut-être logique de faire une part aux microbes existant dans la tumeur, et une autre part aux microbes de l'intestin venus dans le péritoine sous l'influence de l'irritation causée par une tumeur sous-péritonéale pédiculisée.

Tous ces microbes trouvés dans les fibromes peuvent reprendre à un moment donné la virulence qu'ils ont perdue, peut-être sous l'influence des sécrétions géni-tales, comme on l'a dit récemment, et alors produire non seulement des adhérences, mais des abcès, des pyosalpinx, etc.

Dans le cas de grossesse compliquée de fibrome, la question nous paraît surtout intéressante ; l'infection dans l'état non puerpéral est toujours chose regrettable, mais sûrement moins grave que dans la puerpéralité. Presque toutes les formes de microbes trouvées par nous paraissent susceptibles, sinon de créer la grande septicémie puerpérale dont le streptocoque est reconnu aujourd'hui le grand coupable, tout au moins de produire des complications de nature infectieuse. En effet, Pasteur et Doléris ont trouvé dans le sang des femmes atteintes de fièvre puerpérale : 1° des bactéries cylindriques, septiques ; 2° des micrococci en chapelets ; 3° des micrococci en couples ; 4° des cocci isolés. Coze, et Feltz, Waldeyer et Orth des streptocoques pathogènes. Chauveau et Arloing ont vu un seul organisme affectant la forme de points simples, de points doubles, de chaînettes. Cornil et Babes ont vu des *staphylococcus aureus*, *albus*, etc., le microbe encapsulé de Pasteur. Arloing a vu dans le sang de rares microcoques isolés et de courtes et grêles chaînettes mobiles. Fränkel a trouvé dans la rate un bacille gros et court, non coloré par le Gram. Babes a vu des *staphylococcus pyogenes aureus* et *albus*, des bacilles saprogènes, point de streptocoques. On voit que, si le streptocoque est le plus redoutable, d'autres peuvent se trouver dans les infections puerpérales et jouer peut-être un certain rôle.

Les conceptions modernes sur le passage incessant des microbes de l'état pathogène à l'état saprophyte et réciproquement, suivant des circonstances dont la formule

physiologique est encore à trouver dans ses détails, permettent donc de croire que les microbes des fibromes
peuvent être dangereux à un certain moment et dans des
conditions variables.

Si nos conclusions ont toujours été environnées d'hési-
tation, c'est que les faits nous ont paru trop complexes et
que nous n'avons pas cru avoir en main les faits nécessaires pour être affirmatif.

# CONCLUSIONS

I. Dans tous les cas connus, les recherches bactério-
logiques sur les fibromes y ont décelé des microbes.

II. Ces microbes de formes variées sont des staphylocoques, du streptocoque, un streptobacille ; ces formes ne
sont pas toutes réunies dans le même cas. La seule forme
constante a été le streptocoque. La virulence de ces
microbes est faible. Les animaux meurent de septicémie à
assez longue évolution, ou guérissent après quelques jours
de maladie.

III. Etant donné, d'une part, l'existence de complications infectieuses dans l'évolution des fibromes, à la suite
des traitements opératoires et dans le cas de grossesses
compliquant des corps fibreux, et d'autre part l'existence
des microbes énumérés ci-dessus, il est permis de voir un
rapport entre ces deux ordres de faits.

IV. Le fibrome doit être considéré comme infecté par les chirurgiens et les accoucheurs.

V. Les microbes des fibromes paraissent être de simples parasites pouvant reprendre une virulence plus grande ; ils viennent sans doute pour une faible part de la circulation et pour la plus grande part de la cavité cervicale et du vagin.

# BIBLIOGRAPHIE


Hueter. Berliner klin. Wochenschr., 8 février 1892.

Cornil. Bull. Acad. de méd., 7 février 1893.

Pilliet. Soc. anat., 5 janvier 1894.

Blanc. Soc. obst. et gynéc. de Paris, janvier 1892.

Nepveu. Contribution à l'étude des bactériens dans les tumeurs. Gaz. hebd. méd. et chirurgic., 1888, n° 18.

Coffin. Th. de Paris : Étude sur les complications des fibromyomes de l'utérus, 1889.

Guyon. Thèse d'agrégation. Tumeurs fibreuses de l'utérus, 1860.

Coze et Feltz. Gaz. méd. de Strasbourg, 1864.

Cornil et Babes. Les Bactéries.

Pozzi. Traité de gynécologie.

Terrillon. Leçons de clinique chirurgicale, Paris, 1889.

Ztschreib. f. Geburtsch. ü. Gynäcologie, Stuttg., 1882.

Centralblatt. für d. med. Wochensch., Berlin, 1882.

Demars. Progr. méd., Paris, 1886.

Varnier. Ann. de gyn., Paris, 1886.

Prochowink. Deutsch. med. Wochenschr., 1892.

Virchow. Pathologie cellulaire.

Wyssokowitsch. R. Koch's u. Flugge's Zeitschr. f. Hygiene, 1886.

Fodor. Acad. des sciences de Budapest, 1885.

Würtz et Hudelo. Soc. de biologie, 26 janvier 1895.

Rivière. Thèse de Lyon, 1893. Contribution à l'étude anatomique du corps thyroïde et des goitres.

Doléris. Arch. de tocologie, 1883.

Arloing. Lyon méd., 20 mai 1894.

Jeannel. Midi méd., 1892.

Richelot. Un. méd., 1890.

Terrillon. Bull. gén. de thérap., 15 juin 1893.

Virchows. Archiv., 1879.

Winter. Zeitschr. für Geb. und Gynäc., 1888.

Péraire. Des endométrites infectieuses. Th. de Paris, 1889.

Lucas Worship. Obstetr. transact., London, 1872.

Bompiani. Annali di obst. etc., mai 1884.

Halliday Croom. Ed. med. journal, octobre 1886.

Lange. Annals of surgery, 1886.

Meyer. Les fibromes utérins dans la grossesse, pendant l'accouchement et les suites de couches, Zurich, 1889.

Lawson Tait. Traité des maladies des ovaires. Trad. Ollivier, Centralblatt für Bacteriologie.

S. Remy. Th. d'agrégation, Paris, 1886.

Gallard. Gazette des hôpitaux, 27 janvier 1887.

Demars. Soc. anat., 16 mars 1886.

Landouzy et Galippe. Gaz. des hôpitaux, 1887.

Bœckel. Bull. et mém. Société de chirurgie de Paris.

Trélat. Gaz. des hôpitaux, 1880.

Gaz. des hôpitaux, 1893. Les tumeurs fibreuses devant le Congrès de chirurgie.

Börner. Sammlùng klin. Woch., 1882.

H. Bastard. Centralblatt. für Gyn., 1883.

Maffucci. Contrib. alla dott. infett. dei tumori. — Soc. it. de chirurgie, de Naples, 1888.

Kelsch et Vaillard. Ann. de l'Institut Pasteur.

Roger. Communication à l'Académie des sciences, 26 octobre 1891.

Schweitzer Arch. f. path. Anat. u Physiologie, 1888.

Winter. Zeitschr. für Geb. und Gynäc.

Dœderlein. Arch. für Gyn., 1888.

Lamarque. Journ. de méd. de Bordeaux, 13 janvier 1889.

Terrillon. Bull. et mém. Société de chirurgie, 1889.

Pozzi. Corps fibreux compliqués de grossesse. Gaz. méd., 24 mai 1890.

Worship. Obst. transact., 1873.

Reamy. Mém. à la Société obst. de Cincinnati, 1886.

Rendu. Lyon méd., 17 janvier 1886.

Bull. méd., 13 février 1895. Microbisme normal du sang.

Roland. Loire méd., 1891.

Cornil et Ranvier. Anat. path.

Robert. Accidents septiques dans les corps fibreux de l'utérus. Th. de Paris 1885.

Reclus. Bull. méd., 3 janvier 1894.

Vahle. Zeitschr. für Geb. und Gynäc., vol. XXXII, n° 3.

Foillard. Des adhérences dans l'extirpation des tumeurs abdominales. Th. de Lyon, 1893.

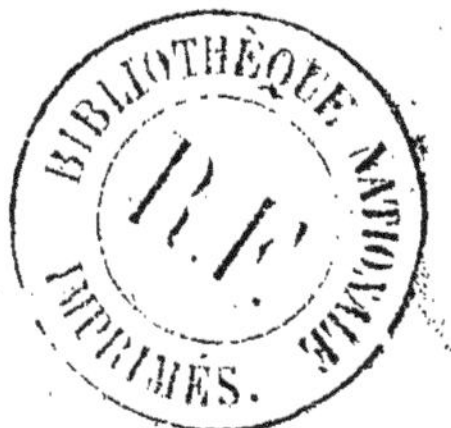



Lyon. — Imp PITRAT AÎNÉ, A. Rey Successeur, 4, rue Gentil. — 12107

56